Visszerek eltávolitása kiméletes és természetes módon sóoldattal

I0462219

© Erzsébet Reisinger 2017

Erzsébet Reisinger
Dr.med Berndt Rieger

Visszerek eltávolitása kiméletes és természetes módon sóoldattal

Tartalomjegyzék

Irók
Kapcsolat

Bevez etö

A visszerek olyan vénák, amelyek a feladatukat tulajdonképpen már nem tudják ellátni. Sőt problémákat is okoznak, amelyek nem csak kozmetikai jellegüek:
Többnyire vizenyöképzödéssel, duzzadással járnak, fájdalmat okoznak, elösegitik a trombózis keletkezését és nem kis arányban az önbecsülést is csökkentik.
Ezért az orvostudomány szerint jobb, ha eltávolitásukra kerül sor.
Az eltávolitásuk tényleg indokolt, hiszen a vérkeringésben már nem vesznek részt, söt értékes vérmennyiséget is elvonnak a szervezettöl, mert a véráramlás nem jól történik bennük. De hogyan legyenek eltávolitva? Ebben megoszlanak a nézetek.
Az orvosi technika erre is a mütétet, a radiohullámot és a lasert használja.
Mindegyik eljárás azonban fájdalommal és a beavatkozást követöen nagyméretü hegképzödéssel jár, amiböl további problémák keletkeznek a szervezet részére. A természetgyógyász a visszér esetében az energiaáramlás megakadásáról beszél. De nem csak a természetgyógyász hanem a a korrekciós mütétet végzö orvos is látja, hogy a visszér mütéti eltávolitása több hátránnyal, mint elönnyel jár.

A hegek megakadályozzák az új vénák kialakulását, nyomják az idegeket és az évek múlásával még több és komolyabb problémákat okoznak. A nyirokérrendszer akadályozva van, nem tud lefolyni

a nyirok, és így még többször bedagad a láb, mint a mütét elött.
Röviden: a visszerek mütéti eltávolitása több beteg embert idéz elö, még akkor is, ha a kozmetikai eredmény megnyugtató.
Ez nem kell feltétlenül, hogy így legyen! Van egy feledésbe merült, olcsóbb kezelési mód, ami kevesebb mellékhatással jár. Ez az eljárás, a visszerek eltávolítása sóoldattal 100 évvel ezelött a Tübingeni egyetemen lett kifejlesztve, és azóta több százezerszer eredményesen lett végre hajtva: a visszerek eltávolitása sósoldattal.
Ez egy gyógyitó kezelés, melynek felfedezöje a börgyógyász Prof. Paul Linser. Ö a tevékenységével számtalan betegen segitett. Emellett ez a gyógyitási forma intelligens, csak természetes anyagokat tartalmaz, nem okoz allergiát, nincs káros mellékhatása, mert olyan természetes mint az élet maga.
A hatása szelid, emberközeli, kizárólag az intimát (a visszér belsö rétegét) duzzasztja fel és nem a környezö szövetet. A mikrosebészethez hasonlitható a hatása.
A 21. Századnak az elönye, hogy megfelelö müszereket fejleszettek már ki, amivel még kiméletesebben lehet ezt az eljárást alkalmazni.
Remélhetöleg sok jól kiképzett szakember használja ezt a módszert, mielött sebészeti vagy más eljáráshoz fordulnak.
De vigyázat: akkor is, ha ennek a módszernek a végrehajtása egyszerünek tünik, ez egy igazi mesterség. Ez nem csak egy visszér eltávolitása, hanem egy rendszer befolyásolása. Aki ezt végzi,

annak jól kell tudnia gondolkodni és fizikailag erösnek kell lennie.

Dr. Berndt Rieger érdeme, hogy kifejlesztette a különbözö erösségü sóoldat elkészitésének módszerét, amivel mindenki egyedi módon kezelhetö. Ezáltal sok mellékhatás elkerülhetö, mint pl. vizenyökeletkezödés, az erek barna elszinezödése, erös fájdalom a kezelés alatt.

Ennek a kezelésnek nemcsak a sóoldatnak az érbe való befecskendezése a célja, hanem az egész érrendszer kezelése a gyógyulás érdekében. Azonkivül fontos a betegnek megfelelö, elég erös sóoldat készitése, amivel el lehet a visszereket távolitani.
Ha nem elég erös a sóoldat, talán nem lesz hatása és ha túl erös, akkor feloldhatja az ér falát és roncsolja a környezö szövetet, gyulladást okozhat, aminek hatásaként évekig látható barna területet jön létre, amely nem szép.

Ez a könyv megmutatja, hogyan müködik a visszerek eltávolitása kiméletes módon erösen koncentrált sóoldat segitségével. Célja, hogy tájékoztassa röviden a betegeket arról, hogy mikor vegyenek részt ebben a terápiában, mire számíthatnak, és mit várhatnak tőle.

Ugyanakkor ez egy útmutató is azoknak a terapeutáknak, akik többet meg szeretnének tudni erröl a terápiáról. Itt több kérdésre választ találhatnak.

Lesz azonban arról is szó, hogy milyen más természetgyógyászati úton lehet a visszereket kezelni, gyógyitani, megelözni. Biztosan van öröklési és öregedési oka a visszérképzödésnek; azonban az is tudott, hogy az életvitel változtatásával jó irányba terelehetjük ezt a folyamatot. Ez a könyv erröl is említést tesz.

A kialakult visszér ugyanis csak a csúcsa egy jéghegynek. Elöször is szeretném az összes kíméletes visszérkezelési módszert bemutatni, amelyekkel egy sóoldatos kezelést is, söt egy mütétet is el lehet kerülni.
A visszérre alkalmazható ásványi anyagok és a homeopatiás szerek olyan energiával hathatnak, hogy megváltoztathatják az anyagcserét és ezzel a visszerek kialakulását is megelözhetik, valamint gyógyíthatják azokat.

A legelsö kérdés az, hogy:

mennyire is lehet kiméletes egy módszer, amely egy szövetet akar a szervezetböl eltávolitani? Mert a visszerek kiméletes eltávolitása a sóoldatos módszerrel mégis egy invazivbeavatkozás, hiszen kényszeriti a szervezetet ezen beteg véna leépitésére. Ez minden eseteben indokolt is, amikor ugyanis egy visszér kialakul, akkor a véna billentyük annyira elváltoznak, kitágulnak, hogy nem képesek a feladatukat ellátni. Ebben az esetben a visszér eltávolitása kivánatos.

A kezelést azonban úgy is lehet irányitani, hogy az ér egy enyhe gyulladásba jön, a visszér összeszükül, és ezáltal a vénabillentyü megint jól tud zárodni. Így egy enyhébb sóoldat alkalmazásával is lehet az ereket kezelni és be lehet öket megint iktatni a vérkeringésbe.

Néha elegendö egy természetgyógyászati tanácsadás, például a kötöszövet és a vérkeringés erösitésére ahhoz, hogy a szervezet visszaalakitsa, meggyógyitsa a visszereket.

A természetgyógyász elsö lépésként tanácsot adhat a helyes étkezésre, az elegendö testmozgásra, a Schüßler-Sók, a homeopatiás szerek és a gyógynövények használatára vonatkozólag.

De Ön vajon honnan tudhatja, hogy melyik stádiumban van az Ön visszere?

Figyelje meg hosszabb idön keresztül, és ha egyre jobban látható, egyre több problémát okoz, akkor lépnie kell.

Ha viszont nem változik, nem okoz nehézséget, akkor mindenképpen probálja ki elöször a gyógynövényes vagy a homeopatiás kezelést.

Figyelje meg a visszereket 3 hónapon keresztül, nyáron menjen sokszor mezitláb, ha visszamennek a visszerek, akkor nincs szükség a visszér eltávolitására.

Figyelje meg télen is, amikor kevés a mozgás, vastag zokniban és cipöben jár- ilyenkor látszik jól az anyagcsere megterhelése. Ilyenkor is lehet természetgyógyászati módszerekkel segiteni anélkül, hogy a visszereket eltávolitanánk.

Artériák, vénák és visszerek

Elöször is tisztázzuk, mit is jelent a kifejezés: visszér?
Többször jönnek betegek a rendelöbe, hogy kezeltessék magukat, azonban egy alapos vizsgálat után kiderül, hogy kifejezetten szép és egészséges vénájuk van. Csak némelykor a szervezetnek szüksége van arra, hogy a vénák erösebbek legyenek, hogy jobban kidomborodjanak.
Némely esteben pedig szoronganak a betegek, mert azt gondolják, a sóoldat rosszul befolyásolja a vérármalást a lábban. Amikor azonban a vizsgálatnál kiderül, hogy a véna haszontalanná vált a szervezet részére, mert feleslegesen vért von el a keringéstöl, söt trombozist is okozhat, akkor már könnyü szivvel egyeznek bele az eltávolitásukba.

Tehát: a visszerek olyan kacskaringossá vált és kitágult vénák, amik görcsös fájdalmakat okozhatnak. Többnyire felületesen, a lábak külsö felületén helyezkednek el, habár ismerünk visszereket a karokon is. Itt is kivitelezhetö a kezelésük, azonban itt ritkában szükséges, mert nem okoznak súlyos problémákat.
Az ultrahangos viszgálatnál többször megfigyelhetö, hogy az vénás érfalon lerakódás alakult ki, ami rossz esetben trombózishoz vezet.
Mivel ezáltal a vérkringés lelassul, egyre kevesebb vörösvérsejt tud oxigénnel megtöltödni, így érthetö, hogy egyre fáradtabbnak és gyengébbnek érzi magát az ember.

A vért a sziv küldi az arteriákba, ezek az erek kemények, bennük érezni a pulzust. Az artériába szúrni nem egyszerü és sok gyakorlatot követel. Az artériákat nem használjuk a sóoldatos terapiához, nekik más a feladatuk. Ha sóoldat véletlenül a szövetekbe az artéria mellé vagy bele kerül, az igen komoly problémát okoz. Súlyos felmaródás és érelzáródás keletkezhet, ami egy láb elvesztését is okozhatja. Ezeket a mellékhatásokat ismerjük a mütétekből, radiohullámos vagy laseres kezelésekből, mert a kihatást sajnos nem lehet jól ellenörizni.

De a sóoldatos terépiánál még egyetlen esetről sem hallottunk, amikor egy artéria megsérült volna. Miért nem?

Mert az artériát nagyon nehéz eltalálni, kitér a tü elöl. Tehát ez nem is jön szóba.

A másik egészséges formája a véreknek a véna. Feladatuk az artéria által a szervekhez vitt vért visszavinni a szivhez. Az egészséges vénák fontosak és nagyon tragikus, hogy megsérülnek a hagyományos visszérmütét folyamán, sokszor elöfordul, hogy leszakitják öket a beavatkozás folyamán. Többször vérömleny alakul ilyenkor ki, trombozis és erös hegképzödés.

Ez a hegképzödés megakadályozza a szükséges új vénák kialakulását is.

A visszerek nem nagyon térnek el a vénák kinézetétöl, csak nagyobbak, vékonyabb az érfaluk, petyhüdtebbek, kacskaringósabbak, nem tudnak jól összehúzodni.

Hogy miért alakulnak ki a visszerek? Tulajdonképpen ezeket mint a „széméthordozóknak" a szervezetben lehetne nevezni, viszik az elhasznált vért, benne az felhalmozódott anyagcserehulladékot, valószinüleg ezért is alakulnak ki. Természetesen a súlyprobléma is ehhez adódik: a tény, hogy sokat állunk, és nehezek vagyunk, több súly nehezedik a vénákra is. A vénafalak kitágulnak, a nyomást megpróbálja a szervezet egy kanyarral csökkenteni, a billentyük az állandó teher alatt megvastagodnak, és nem zárnak kellöképpen, a vér mindig lefolyik a lábak felé, nem tud viszzaáramolni és ezáltal mindig tágabb lesz. A visszerek megakadályozzák a rendes véráramlást az alsó lábszárban, amit abból is megfigyelhet, hogy estére bedagad a lába. Elöször talán látszódik a zokni gummirozása, késöbb eltünik a bokacsont, fájdalommal járó duzzadás, ödéma – vizenyö keletkezik.

A megfigyeléseim szerint még egy okot lehet felsorolni, ez többször nincs figyelembe véve- a lelki beállitottságát az embereknek. Mi tudjuk, hogy bizonyos esetekben például stressz esetében a tudat alatti izomzat begörcsölhet, ez az oka többször a magas vérnyomásnak is. Ezáltal a vénákban is vértolódás keletkezik, ami a visszér kialakulását fokozza.

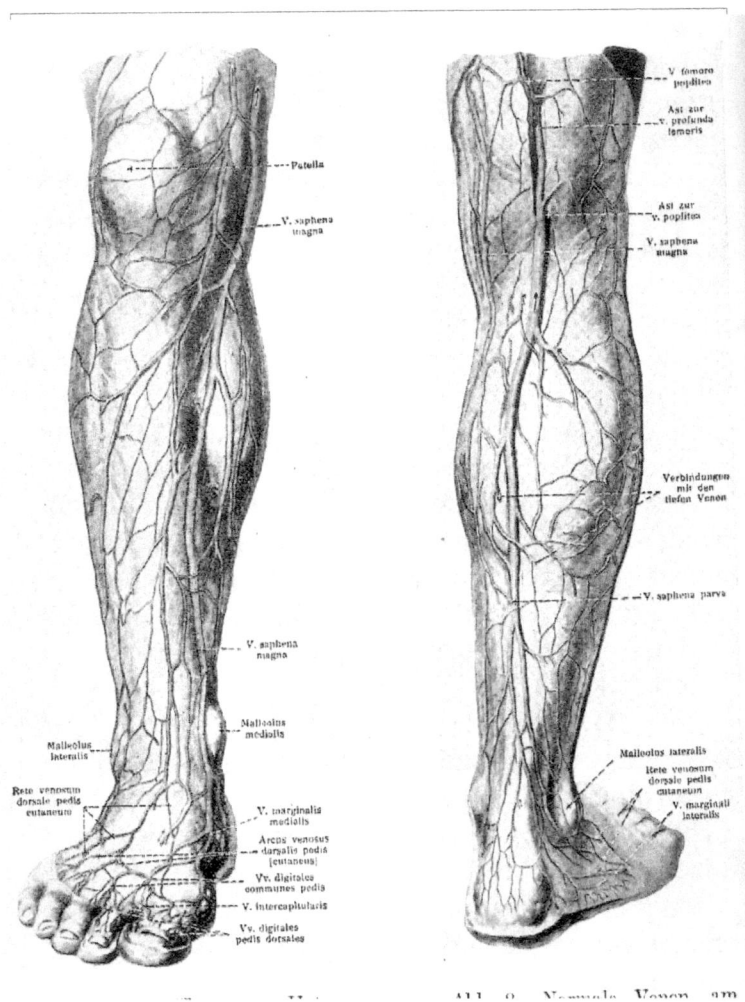

Ezen a képen a nagyobb vénák tipikus helyzetét látjuk. A bör alatti rétegben, szabad szemmel nem láthatóan vannak százával kisebb vénák, amelyek átméröje kisebb 1 milliméternél is. Ezek veszik át szükség esetén a sóoldattal kezelt vénák helyét

A sóoldattal elsösorban vissszereket kezelünk. A visszér egy véna volt, ott van, ahol új és egészséges vénáknak kellene keletkeznie, de megakadályozza az új véna növekedését. Egyértelmüen meghatározni, melyik a visszér és melyik a véna, nem mindig egyszerü. Egy egészséges vénának három rétege van, mint az arteriának. Egy visszérnek többnyire nincs már kielégitö izomrétege, ezért néz ki petyhüdtnek, kacskaringósnak, többnyire szakadékony, elödomborodik, az izomrétege elgyengült. Az egészséges vénák olyanok, mint kis élölények. Mivel a középsö izomrétegük jól müködik, összehúzódnak például sport alatt, a visszerek ezt már nem tudják megtenni, egyre jobban telitödnek a nyomás alatt és kitágulnak. Az egészséges vénáknak van jól müködö billentyüjük, ezek megakadályozzák a vér letódulását, lezökkenését a nehézségi erö miatt a lábba. A visszerekben csak maradáka van az ilyen billentyüknek, a vér visszafolyását a lábakba már nem tudják megakadályozni, ezáltal egyre jobban kitágulnak, pang a vér bennük.

Tehát összegezzük: a vénák fontos szerepet játszanak a vérkeringésben, visszaszállitják az elhasznált vért, amit az arteriák a szervezetbe juttattak. A visszerek azonban kárositják a szervezetet, értékes vért vonnak el a szervezettöl, megáll bennük a vér, söt az elöttük levö vénákat is tönkreteszik ezáltal.

Ezért ajánlatos a visszereket teljesen eltávolitani, ha lehet. Azonban a mütét alatt nem lehet jól megkülönböztetni a vénákat a visszerektöl. Ez nem tünik veszélyesnek, azonban ez egy nagy különbség. A sóoldattal egy visszeret, tehát beteg vénát kezelni és a szervezetnek segiteni a leépitésében, vagy egy jó vénát kimüteni, aminek még szerepe lenne a vérkeringésben, egy nagy különbség. Egy visszér már nem életerös, kevés impulzust küld a szervezetnek.

Ezért fontos a kiméletes visszéreltávolitás, a sóoldatos kezelés, csak az lesz elroncsolva, amit úgyis le kell, hogy épitsen a szervezet. Az egészséges véna nem reagál még az erösen konzentrált sóoldatra sem, a bennelevö erös izomzat elpumpálja a sóoldatot. Abból indulhatunk tehát ki, hogy a szervezetében nem történik semmi káros a kezelés által, söt a vérkeringés is megjavulhat ettöl.

Hasznos és káros trombozis

A legtöbb embert nagyon nyugtalanitja az a kijelentés, hogy a visszérkezelés során trombozis alakul ki.

Ezt az állítást itt helyesbíteni kéne: mindenféle visszérkezelés, ami által egy visszért eltávolitanak, trombozist vált ki. Erre szükség van, mert különben ki kellene szakitani mütéti úton a visszeret, hogy eltünjön.

Az összes többi módszer (tehát mint már emlitett) radiohullámos, laserkezelés, és a habképzök (p.l.

Polydocanol) befecskendezése trombozist
válthatnak ki.
A legveszélyesebb ezzel kapcsolatban a mütéti
visszéreltávolitás, stripping. Mert a véna kiszakitása
ingert jelent a szervezetnek, hogy az trombozist
váltson ki. Itt sok esetben nem derült ki, mennyi a
halálos áldozata a mütéteknek.

Egy lazán ülö trombozis olyan, mint egy puskaporos
hordó, csak idö kérdése, mikor robban fel. Az újabb
mütéti módszerek is tromboziséképzést akarnak
elérni, ami által a szervezet kivonja a forgalomból a
visszereket. A véráramlás megakadályozása által
képzödik egy trombozis, a szervezet ezután
darabonként leépiti a visszereket.

Igy dolgozik egy phlebologus is, aki lasermetodust
vagy rádiohullámos módszert használ. Alul a lábon
végez egy kis vágást, felvezeti a lézermüszert a
lágyékig és megnyomva egy gombot elöidéz egy
ingert a visszérben, ami trombozishoz vezet. Ezáltal
elzáródik a visszér és lebontódik a szervezetben.
Azonban igy csak nagyobb visszereket lehet kezelni,
azonkivül többnyire egyenesen lefutó vénákat, de a
visszér tulajdonsága, hogy kacskaringós, nem
egyenes, tehát ez a módszer többnyire mégsem
alkalmas.

Egy ilyen elzáródás elöhivása a célja a sóoldatos
kezelésnek is.
Ez egy abszolut elegáns módszer, mert a sóoldat
csak a visszér belsö rétegét érinti, ez felduzzad,
elzáródik és semmi kihatása nincs a körülötte levö

kötöszövetre. Ezért nem veszélyes a sóoldatos visszérkezelés, nem ismert idegsérülés, ami ellenben a radiohullámos kezelésnek gyakori mellékhatása.

Mi a célja az orvosnak, aki habképzöszerrel Polidocanollal kezeli a visszereket? Ezáltal is trombózist vált ki, azonban ez az úgyszólván mérgezö anyag bent marad a szervezetben. Az emberiség körülbelül 10 %- ánál van összeköttetés a két pitvar között, ezáltal a méreganyag bejuthat a kisvérkörbe ill. eljuthat az agyba, itt egy kisebb szélütést is okozhat. A többi 90 %-nál, ahol a pitvar bezárodott, „csak" egy kis tüdöemboliát idézhet elö a Polidocanol. Ez a kis elváltozás szédülést vagy émelygést válthat ki, kisebb infarktusoknak nincs nagy hatása.

Többnyire nem is észlelhetö ez a tünet, mondhatjuk, ez egy elenyészö mellékhatás. De szükséges- e ez a rizikó egyáltalán?

Ha túl sok konyhasó kerül a szervezetbe, ez pillanatok alatt felhigul a vérben található vizzel, ezáltal az erös hatás gyorsan eltünik. A 27%-os sóoldat felhigul 0,9% ra és egyszerüen elveszik a vérkeringésben minden kóros mellékhatás nélkül.

Ha túl sok sóoldat kerül a véráramlásba, esetleg forróságot érzünk a fejünkben, vagy a vese lesz ingerelve, több vizelet keletkezik. Ezek mind nem tartósan maradandó elváltozások, vagy káros kihatások.

Ezért nem is érthetö, miért részesíti több ezer orvos Németországban a Polidocanolt elönyben és csak egy maroknyi a sóoldatos kezelést.

Mint látható: trombozist szeretnénk elöidézni, hogy meggyógyuljon a beteg a visszerektöl.

A sóoldatos visszérkezelés jó és jól ülö trombozist akar elöidézni, a több mint 100 éves gyakorlat alatt egyetlen egy embolia még nem keletkezett! Ha nem kezeljük a visszereket, ezek olyanok mint egy puskaporral töltött hordó, elöidézhetnek káros és veszélyes trombozist.

Milyen vizsgálatokra van szükség a kezelés elött?

Tapintási lelet: legalább 2 cm vastag, kanyargós lefolyású visszérre van szükség, ahol a sóoldatot be lehet fecskendezni

Ha a visszér nagyon felületesen helyezkedik el, óvatosan kezelünk, utánaolvasni a fejezetnél: szinelváltozás

Legfontosabb az ultrahangos vizsgálat dopplerfunkcióval. Ehhez szükséges egy modernebb készülék, amival pontosabban meg lehet a véráramlás mértékét állapítani.

Ezzel egyértelmüen lehet látni, milyen állapotban van a fövéna és billentyüje - Vena saphena magna-. Ezáltal elöre meg lehet mondani, hogy milyen valószinüséggel záródik el a kezelt visszér, mennyire valószinü, hogy több kezelésre van-e szükség. Több embernél fordul elö, hogy nyomásra vagy csupán légzés által egy erös visszaáramlás történik a lábba.

Másként van ez például szülések után. Holott a véráramlás a várandósság alatt rossz volt, a visszér megmaradt, de megszünt rá a nyomás. Itt nagyon jól segit a sóoldatos kezelés, többnyire kevés mennyiségre van szükség. A vizsgálat jól mutatja, mennyire jó a billentyü a lágyékban, milyen erösen nyomódik vissza a vér a rózsavénába ill. a lábba. Ezenkívül megállapítható, mennyi vissszér található az alsó lábszárban, ill. van-e összeköttetésük a mélyen fekvö vénákkal: perforáns vénák.

Laborvizsgálat: Vesebetegek csak kis mennyiségü sóoldatot kaphatnak; véralvadás csökkentö szert szedö betegeknél fontos tudni, hogy milyen mértékben lehetséges még a véralvadás. Öket is lehet kezelni. Ugyanis mi egy trombozist akarunk elöidézni a visszér eltávolitására. Tehát egy Quick 60% szükséges, többször elöfordul persze erösebb vérömleny keletkezése. Felszivódnak azonban pár nap után.

Aszpirin, Enzimkezelt betegeket is lehet kezelni, mivel a szerek hatása nem olyan erös, hogy befolyásolja a sóoldat hatását.

Más kérdés a veleszületett véralvadásprobléma Faktor-V-Leiden, Prothrombin-elváltozás, fehérje S vagy C hiánya, vagy más ilyen elváltozásban szenvedö betegek kezelése. Ebben az esetben egy sokkal erösebb reakcióval kell számolni, sokszor bedagad pár hétre az alsó lábszár, ilyenkor óvatosabban kezelünk.

Mennyire sikeres a kezelés?

Ehhez a témához készítettem egy kis statisztikát:
100 kezelt betegböl 87 volt hölgy, 34 és 78 év
között, a férfiak 56 és 67 év közöttiek voltak.
Mindegyiknél egy olyan kezelést hajtottam végre,
amivel az volt a szándékom, hogy egy beatvatkozás
alatt egy egész lábat kezeljek maximális
eredménnyel.

86 kezelt jött ellenörzö vizsgálatra a megállapodott
idöben, tehát 3 hónappal a kezelés után.
A maradék 14 – böl 12- t elértem telefonon, ebböl 8-
an mondták, hogy a kezeléssel elégedettek,
4-en, hogy nem elégedettek. Náluk is ugyan javult a
lábuk állapota, de a visszerek még ott vannak.
Feltételezhetöen ök egy másik kezeléshez
folyamodtak.

A 86 –ból, akik továbbra is a rendelömbe jöttek 79 –
en elégedettek voltak a kezeléssel. Mégis ajánlottam
14-nek, hogy egy utókezelést hajtsunk végre.

Mellékhatások, szövödmények

Azt mondhatjuk, hogy a kezdeti fájdalmon kivül, ami legfeljebb 1-2 percig tart, tulajdonképpen semmi mellékhatással nem jár a sóoldatos kezelés. A sóoldatos kezelés fö célja a szövet duzzanatának a létrehozása, a visszér belsö rétegének, az intimának az elroncsolása.
Ha sóoldat a vérkeringésbe kerül, forróságot érzünk a fejünkben, szomjúság tör ránk, relativ sok vizelet termelödik.
A magas vérnyomású betegek esetleg vérnyomásemelkedést észlelhetnek, ami hamar rendezödik.
Némely beteg a kezelés után pár nappal nyugtalanná válik, mert csomót, esetleg enyhe melegséget érez a visszér helyén. Legtöbbször a kezelést követö hetedik napon érezhetö fájdalom. Ez a visszér gyulladására vezethetö vissza, amely feloldása elött következik be.
A már korábban említett barna elszínezödés a kifejezetten nagy visszerek kezelése után lép fel, pár hétig tart, azután eltünik. Ha a bör helyenként begyullad, az további elbarnulást okozhat, ezt jó hideg borogatással kezelni.
Markumart szedö betegeket is lehet kezelni, legfeljebb nem záródik el a visszér, mert a vér fel van higitva. Mégis alaposan mérlegelni kell esetleges kezelésüket.

A bör elszinezödése

Hogyan is állunk a mellékhatásokkal? Ha Ön, mint egy természetgyógyász nyitott szemmel és füllel jár, megállapithatja, hogy a betegeket az elemi emberi elméletbe be lehet osztani. Lehet, hogy ez a kijelentés egy kicsit megzavaró, de ennek tudata segitség a helyes sóoldat kiválasztásában. Az elemelmélet szerint a sóoldat egy szárító és melegitö orvosi szer. Pontosan ezt a tulajdonságát használjuk az erek belsö rétegének a kezelésére. Tehát, ha a kezelendö személy ilyen tulajdonságokkal rendelkezik, a szervezete meleg és száraz, a tüz csoportjába tartozik, akkor a sóoldat nála sokkal erösebben és élesebben hat. Kevesebb sóoldatra lesz szükségünk, hogy elzáródjon a visszér, ez a kis mennyiség gyorsabban kiválthat egy enyhe gyulladást, és többször elöfordulhat, hogy a bör a környezetben elszinezödik, megbarnul. Talán tovább ist tart, mire ez eltünik. Ekkor alkalmazzunk hüvös borogatást, a Schüßler Salz-ból a 6. számú krémet és a beteg igyon az elsö napokban wermut-teát, ami ugyan igen keserü, de segiti a máj müködését, az epe kiválasztását.

Fekély kialakulása

Ezer esetböl egyszer elöfordulhat, hogy egy fekély alakul ki. A kezdödö szakaszban ez fájdalmas, a hely elkékül, feltörhet a bör és alvadt vér ürül ki.

Ha a seb nyitott, elfertözödhet, egy sebész ellátja a sebet, az meggyógyul, de a heg megmarad. Hogy történhet ilyen? A fekélyképzödés a sóoldatnak a szövetbe való kiáramlására vezethetö vissza, és ha a beteg a beavatkozás alatt hösi módon nem jelzi idöben a fájdalmat, akkor nem tudjuk felhigitani az oldatot, ami szükséges lenne ahhoz, hogy ne történjen ilyen. Tehát a gyógyásznak nagyon pontosan és figyelmesen kell dolgoznia, és a betegnek jelezni kell a különbözö tüneteket.

Nem záródik el a visszér

Azok az emberek, akik a viz elemhez tartoznak, látható az arcukon, hogy mélyek a pórusok és duzzadt az arcbörük, ami zselatinosan ragyog, többször jeleznek nyomást, mint tünetet a sóoldattól. Náluk erösebben használ a sóoldat és jobban hat. Tehát a sóoldat hatása összefügg az emberek természetével is.

Komplikáltabb a kezelés azoknál, akik a levegö vagy föld eleméhez tartoznak. Mindkettö csoportba a karcsúbb és soványabb lábú emberek sorolhatók, ök nem érzik olyan erösnek a sóoldatot. Elöfordul a földelemhez tartozóknál, hogy elöbb leesik a vérnyomásuk, mint hogy valamit az erekben éreznének. Ekkor több és erösebb oldatot használunk, mert fennáll a veszélye, hogy nem záródik el a visszér.

Képek a kezelés elött és után

Ezek a felvételek egy ismerös természetgyógyásztól származnak, aki alaposan dokumentálta az eseteket.

Kiválasztottam azokat a képeket, amelyeken jól lehet látni, milyen hatásos a visszérkezelés a tömény sóoldattal. Sokszor több kezelésre van szükség, amig ilyen eredményt látunk, ez többször hónapokat is igénybe vehet.

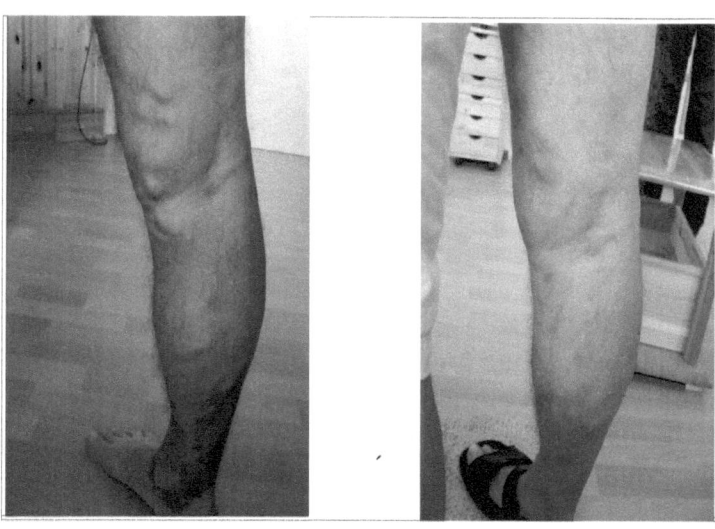

Kezelés elött   6 hónap múlva

Ahol a nagyon kidudorodó visszerek láthatóak, ott a kezelés után kemény erek észlelhetöek egy kis elszinezödéssel, az erek még nem szivódtak fel. Ez

21

azonban bekövetkezik a további hónapokban. A kisebb vissszereket már nem lehet látni.

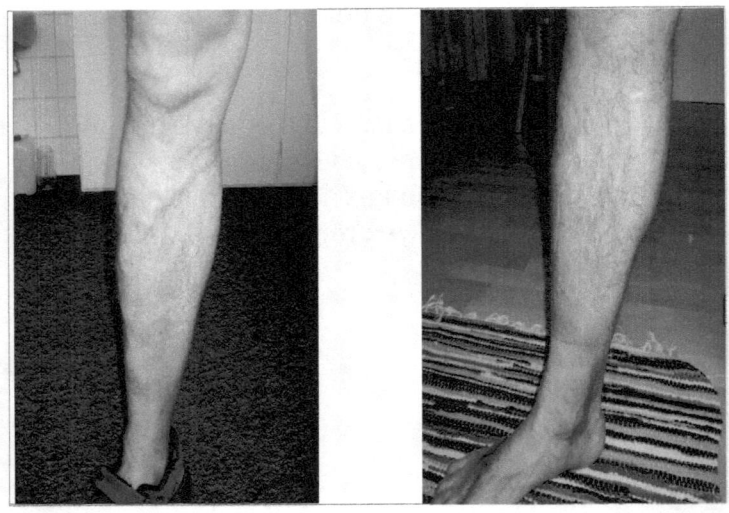

Kezelés elött   4 hónap múlva

Ebben az esteben igen jól látható az eredmény, amit többször fiatal embereknél lehet tapasztalni. Még láthatóak a seprüvénák, amik további kezelést igényelnek.

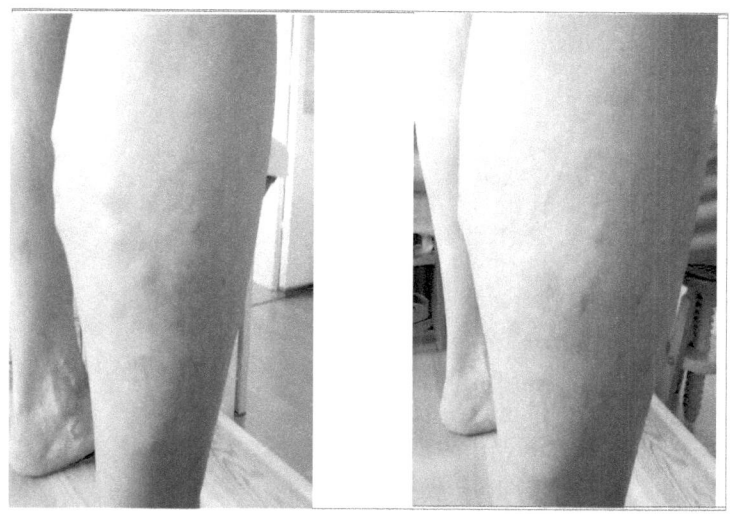

Kezelés elött   4 hónap múlva

Ebben az esetben egy hölgyröl van szó, aki három
gyereket szült és erösebb termetü.
A visszerek a nyomástól keletkeznek, és ezért el is
záródnak, ha a lágyéki ér beheged.
A négy hónap utáni eredmény jó, habár úgy tünik, a
kék helyen egy új ér keletkezik.
Ezért egy utókezelésre van szükség 10% -os
sóoldattal. A kezelés alatt legtöbbször a beteg
helyzetcseréjére, a lábak forgatására, például jobb
vagy baloldalra van szükség ahhoz, hogy elérjük a
kivánt eredményt.

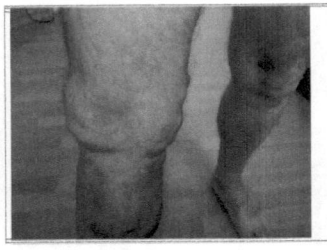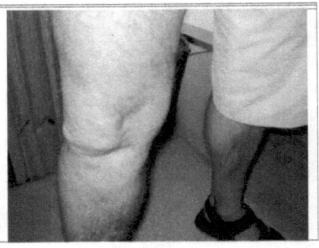

Kezelés elött   6 hónap mulva

A következö képeken már valószinüleg évtizedek óta kialakult visszerekröl van szó.
Annyira elterjedt és kitágult a visszér a térd körül, hogy a térdkalácsot nem is lehet felismerni.
Itt a sikeres kezelés érdekében a beavatkozást az alsó lábszárnál kell kezdeni, a beteget jobbra és balra is kell forgatni, valamint több sóoldatot is kell felhasználni.

Feltehetünk a combra egy szoritó gumit, hogy megakadályozzuk a sóoldatnak a nagyvérkörbe való áramlását.
Egy félév után eltüntek az óriási visszerek, nem is volt további kezelésre szükség.

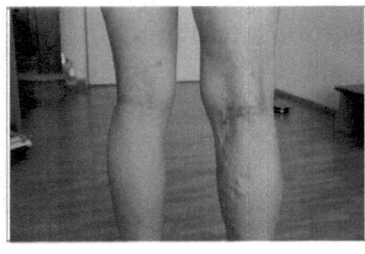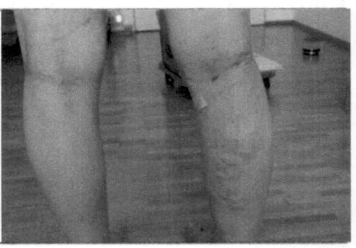

Kezelés elött   kezelés után

24

Ezen a képen egy fiatal hölgyet látunk. Négy gyerek szülése után látható a nagy nyomásra kialakult visszérhálózat.

Rögtön a kezelés után máris megfigyelhetö a visszerek megkeményedése, beszükülése. További kezelésre van még szükség.

Hogyan zajlik le a kezelés?

A beteg kap egy idöpontot, kitölt egy kérdölapot, amin a lezajlott bestegségeket, mütéteket felsorolja. A rendszeresen szedett gyógyszereket is megadja.

Ezután elvégezzük az ultrahangos és doppleres vizsgálatot, amin tisztázzuk:
- hogy a rózsavéna billentyüje milyen állapotban van, mennyire van kitágulva
- milyen állapotban van a véna saphena magna
- milyen állapotban vannak a vénák az alsó lábszáron, van-e perforans- összekötö véna a felületi és mély vénák között- ilyenkor sokkal óvatosabban kell kezelnünk

Miután a beteg a beleegyezését adta a kezeléshez, elkezdjük megfigyelni a lábakat és keresünk egy alkalmas helyet, ahol a visszérbe a finom tüt bevezetjük.

Ez történhet álló helyzetben, igy sokszor jobban látható a beteg visszér. A legszivesebben azonban mégis fekvö helyzetben, ez sokkal kényelmesebb a betegnek. Néha nem sikerül az elsö punkcio, de nem kell félni, hogy akkor ezen a nyiláson kifolyik a sóoldat. Mire a következö branüle jól fekszik, eltelik pár perc, mire az oldat folyik. Ha maró vagy égetö érzés keletkezik, a betegnek ezt fontos jelezni pontosan, ekkor fiziologiás sóoldatot fecskendezünk a környezetbe, „eloltjuk" a hatást, felhígitjuk a bekerült sóoldatot, és ezután folytathatjuk a kezelést.

Ezután attól függöen, hogy hol van a visszér, milyen a lefolyása, vagy lefektetjük a beteget az oldalára, vagy a hátára, sok esetben a hasra. Ilyen módon sokkal elönyösebb a visszerekbe a sóoldatot befecskendezni, jobban elterül a folyadék az erekben, kiméletesebb a kezelés.
Több esetben szükség van rá, hogy a beteg lenyomja a vénát a lágyékban, ezt megmutatjuk, hol pontosan. Ezzel elérhetö, hogy ne „tünjön" el a sóoldat a szervezetben, hanem ott hasson, ahol tervezett. Ha bekerül a sóoldat a nagyvérkörbe, forró arcot érzenek, szomjúságot, ami pár perc alatt elmúlik, Kezelés közben változtatjuk a láb helyzetét, felemeljük, vagy lelógatjuk a kezelöasztalról, „tornázunk", hogy oda folyjon a sóoldat, ahol el kell a visszérnek záródnia.
Attól függöen, milyen tipusú a beteg, különbözö érzéseket jelez; néha görcsszerü az érzés, néha égetö vagy vonó. Nagyon fontos feladata van a betegnek a kezelés alatt, hogy pontosan jelezze, mit érez. A kellemetlen hatás nem tart sokáig, csak 1-2 percig, ezt nem is lehet fájdalomhoz hasonlitani. Változó, hogy mennyire erösnek érzik a tünetet, egyik beteg jobban, másik kevébé reagál a kellemetlen érzésre. A kezelés alatt érzi a beteg,

milyen lefolyású a visszér, az egészséges véna nem reagál a sóoldatra, hagyja hogy tovább folyjon.

A legtöbb esteben 2-3 helyen kezeljük a visszeret, miután elmúlt minden tünet, eltávolitjuk a branülét, ellátjuk a sebet, és a beteg azonnal mozgásképes. Helyi érzéstelenitésre nincsen szükség. Ha a beteg azonban mindenképpen szeretné, ez is megoldható.

Milyen tömény sóoldatot használunk a kezelésre?

A normális fiziologiás sóoldat 0,9% NaCl, ezt találjuk a szervezetben.
A Prof. Linser által kifejlesztett metódushoz eredetileg használtak tömény sóoldatot, ez 27% NaCl tartalmaz.
Dr. Riegernek köszönhetöen a modernebb kezelési móddal változó töménységü, a betegtöl függöen választott oldatot használunk. Általában 10% sóoldatot használunk, néha 5 %, ismételt kezelésnél 15% vagy 20% sóoldatra van szükség, hogy a visszér elzáródjon.
A seprüvénák kezelésére általában 10% sóoldatot használunk fel. Minden estetben a betegtöl függöen választjuk a mennyiséget és a koncentrációt is.
A sóoldatnak a mennyisége is változó, sok esetben elegendö 10-vagy 20 ml sóoldat.

Mi a teendö a kezelés után?

A betegek legtöbbször a láb megkönnyebbülését érzik.

A visszér összehúzodik, keménnyé válik, zsugorodik. Sok esetben húzó érzés marad az elsö napokban, melegedés érzése jöhet hozzá, ez mind természetes folyamat, nem kell aggódni.

1- 2 héten belül elmúlik ez a tünet.

Tulajdonképpen ettöl a pillanattól el lehet a vissszeret felejteni, nincs már vele probléma.

Fontos, hogy a kezelés után sok vizet, folyadékot fogyasszon, ezáltal jobban kiürül a só a szervezetböl.

Elmehet dolgozni, napi tevékenységét folytathatja nyugodtan.

Azonnal lehet sétálni, a mozgás kivánatos is, mehet úszni, mindent csinálhat, nincsen korlátozva a mozgásban. Sportolni is lehet, csak az erökifejtést súlyzóval, traininget kell kerülni, mert a nagy nyomásra kinyilhatnak a kezelt visszerek. Ekkor nem olyan sikeres a kezelés hatása. A futást ki kell próbálni, hogy okoz-e tünetet, ha nem nyugodtan tegye.

Nincsen szükség se gummiharisnyára, sem fáslira sem kenöcsre vagy valami más orvosi szerre.

Ha a kezelést követö 1-2 hét után melegnek tünik a láb, ez normális, menjen többet úszni, tegyen rá hüvös borogatást, fokozatosan csökkenni fognak a panaszok. Általában 6-8 hónapra van szükség ahhoz, hogy lassan eltünjenek a kezelt visszerek.

Kntrollvizsgálat általában 3-4 hónap múlva történik, amin megállapitjuk, milyen eredményes volt a kezelés.

Elöfordul, hogy a visszér csak részben, vagy egyáltalán nem záródott el, de ez a legtöbb, ami történhet.

Ekkor egy további kezelésre van szükség.

A seprüerek- seprüvénák kezelése

A seprüvénák pici visszerek, amik egészen
vékonyak, felületes hálózatot képeznek.
Többnyire a combon vagy az alsó lábszáron
alakulnak ki, sokszor a terhesség után.
Kétfajta seprüvéna létezik: az egyik a kötöszövet
gyengesége miatt alakul ki. A bör elvékonyodik,
majdnem átlátszó. A bör alatt, mint pókháló
szövevénye látszik, tulajdonképpen a seprüvéna
rendben lenne, csak a kötöszövet gyengesége miatt
látható jobban.
A másik fajta seprüvéna egy fa alakját veszi fel, a
törzse egy visszérböl jön, a korona a seprüvéna,
mint egy csomó gally.
Sok esetben fiatal lányok is szenvednek már ebben a
tünetben.
Javasolt valamit tenni ellenük tenni. Az
orvostudomány nem sokat lehetöséget lát tenni. A
lézeres kezelés igen fájdalmas, hasonlóan a
tetováláshoz, és több utókezelésre van szükség.
A szklerozáló terápia alatt sokszor 100 szúrás is
szükségeltetik, ügyesen kell a beteget kezelni.

A seprüvéna kozmetikai tünettel jár, fájdalmat nem
okoz. Azonban szükséges a kezelésük, többször
feltünöbbek, mint a visszér.
A sóoldatos kezelést általában többször kell
végrehajtani, több esetben tartósan el is tünnek.
Nem kerül ezekbe a hajszálerekbe semmi káros
anyag, a szervezet a sóoldatot jól fel tudja dolgozni.
A seprüvénák skleroterapiás kezelése utáni
elkékülése itt nem fordul elö.

Különleges esetek

Várandósság

Itt felmerülhet bennünk a kérdés, hogy kezelhetünk
–e várandósság esetén.
Dr. Bruker úgy vélekedik erröl, hogy „a sóoldatos
kezelés különösen a terhesség utolsó két
hónapjában lenne elönyös a trombózis elkerülése
végett".
Azonban sok várandós anya nem szánja el magát a
kezelésre attól való félelmében, hogy a magzatnak
károsodása eshetne. Ettöl nem kell tartani. A
kezelésnél mégis kevés sóoldatot használunk, hogy
kevés só kerüljön a szervezetbe. Azonkivül fontos a
várandósság idejét szem elött tartani, az elsö három
hónapban - trimenonban nem kezelünk.
De mindent összevéve jobb, ha várunk a kezeléssel a
szülés utánig, ekkor jobban látszik, hogy a szervezet
megbirkózik-e a visszérrel és kedvezöbb esetben
nem is szükséges a kezelés.

Idös emberek kezelése

A sóoldatos visszérkezelést idösebb betegeknél is jól
el lehet elvégezni, persze csak nem súlyos betegég
esetében.
Attól függöen, hogy mennyire mozgékony a beteg,
igen jó eredményt lehet a kezelés alatti
helyzetváltoztatással elérni.
Fontos a sóoldat töménységének a pontos
kiválasztása, azért, hogy ne terheljük meg a

31

szervezetet a beadott sóval. Ha mindezeket megfontoljuk, jó eredményeket és az életminöség javítását érhetjük el.

Cukorbetegek

Cukorbetegség, diabétesz esetében ügyelni kell arra, hogy az idegvégzödések esetleg nem teljesen érzékelik az ingereket. Ebben az esetben a beteg nem tudja idöben jelezni, ha a sóoldat elhagyná az ért és a környezet károsodására kerülne sor.
De nagy óvatossággal, figyelemmel itt is el lehet végezni a kezelést.

Megelözö és elkerülö módok

Sajnos a felvilágosítás ebben a témában nem nagyon kielégitö.
Talán ez azzal a feltevéssel magyarázható, hogy ebben senki sem vagy pedig csak kevesen érdekeltek? A visszérmütétet követö felvilágosító tanácsadás nem sok segítséget nyújt, azonkívül az információn kívül, hogy a túlsúly, a mozgásszegénység és a rossz táplálkozás ehhez a betegséghez vezet. Ezen azonban egyedül nehéz változtatni. Persze az is tény, hogy ebben a szívtelen világban mindenki stresszes életmódot folytat, amelyben a finom étel ad sokaknak vígaszt.

Van még egy oka a visszerek kialakulásának, ami ellen szinte semmit sem tudunk tenni; mert a kialakulásuk örökölt, és az öregedéssel együtt jár. A folyamatot lehet ugyan hátráltatni, de teljesen elkerülni igen nehéz.
Ennek ellenére ajánlatos valamit tenni ellenük, hogy ne okozzanak súlyos problémákat és panaszokat.

Már emlitettük, hogy a rendszeres napi mozgás, sok séta, kevés ülés, úszás a visszerek kialakulását lelassítja. Az izommüködés támogatja a vénák munkáját.

Gumiharisnya hordása ajánlott, például álló munkánál, várandósság alatt, vagy ha családi öröklési hajlam van. Egy személyre szabott tanácsadás fontos ilyen esetben is.

Azonban a sóoldatos kezelés után nyugodtan el lehet hagyni a hordását.

A táplálkozási tanácsok általános jellegüek, kerülni kell a cukrot, édességeket, túl sok állati fehérjét, gabonaféléket, inkább sok friss zöldséget, kevés gyümölcsöt (gyümölcscukor!), magvasakat, olajakat fogyasszunk. Tartósitott ételeket, konzerveket kerüljük.
Minél karcsúbb a has, annál kevesebb nyomás van a vénákra.
Elegendö és jó minöségü vízre van szükségünk, testsúlytól függöen naponta ca. 2 liter forrásvizet ajánlatos meginnunk. Kerüljük a szénsavas és az üditö italokat. Persze alkalmanként ezekböl is megengedhetö egy kevés mennyiség.

Mindenki megfigyelhette már, hogy tulajdonképpen nem lehet minden emberhez illö útmutatót adni, hiszen egyedi lények vagyunk. Próbálja ki, melyik étrend a legjobb Önnek, mitöl van sok ereje, és azt fogyassza, azt meg kerülje, amit nem tud megemészteni, amitöl panaszai lesznek.

Természetgyógyászati módszerek a visszerek kezelésére

Àsványi anyagos kúra

Schüßler Só kúra visszér ellen

Nr. 1 Calcium fluoratum D12
Nr. 3 Ferrum phosphoricum D12
Nr. 8 Natrium chloratum D6
Nr. 10 Natrium sulfuricum D6
Nr. 11 Silicea D12

Mindegyikböl napota 5 tablettát szopogatni a három hónapig tartó kúra alatt.
Ezeket az ásványi anyagos szereket egyszerü beszerezni a gyógyszertárban, az adagolása érthetö és fiatal és idösebb emberek is bevehetik, mindenféle más terápiával összeegyeztethetö.

Gyógynövények - egy kis összeállítás

Hajdina tea stabilizálja a vénák falát, javasolt a hajdinakása, mint liszthelyettesitö.
Hajdina tea készitése: 2 teáskanál hajdina 2,5 dl forró vízzel leönteni, egy percig forralni, 15 percig állni hagyni, majd leszürve fogyasszunk 3 csészével naponta.

Máriatövis

Ez a gyógynövény az európai „májszakértö", javitja a máj müködését, söt az ókorban is használták a visszér kezelésére.

Máriatövis tea: 1 evökanál máriatövist leöntünk egy liter forró vízzel, 20 percig állni hagyjuk, majd beöntjük egy termoszkannába, és melegen fogyasztjuk.
Különbözö Sylimarin tartalmú készítmények is vannak forgalomban, amit kúraként alkalmazzunk.

Erdei szederlevél, erdei málnalevél

Ez a kétféle málnalevél jól összehúzza az ereket belülröl.
Tea készitése: 1-1 teáskanállal 5 dl forró vízzel leöntjük, és 15 percig állni hagyjuk, majd melegen fogyasztjuk, kivülröl a visszereket orbáncolajjal kenegetjük.

Fizikális kezelések

Kneipp öntetek a talptól kezve; fontos, hogy meleg vízzel zárjuk a kezelést utána pedig gyapjúzoknit vegyünk fel a jó érellátás miatt, a láb ne hüljön ki.

Pióca kezelés

Ez egy ösi kezelési mód, söt a Balatonnál lakók évszázadok óta használják természetes „vérhigitásra", a véráramlás megjavitására; egyszerüen a tóba mennek hajnalban és hagyják

hogy a piócák „rájuk harapjanak", majd ha teleszívták magukat, leesnek.
Az elvesztett vér mennyisége elenyészö.
A Terapeuták a Hold állásától függöen alkalmazzák bizonyos betegségek esetében, visszér megelözésére. A már kialakult visszerek nem fejlödnek vissza töle, de a láb megkönnyebbülését okozhatja.

Lúgos (nátronos) vizes harisnya éjszakára

A belsö harisnya enyhén nedves lúgos vizes, pamutból van, a külsö egy gyapjúharisnya, ami egész éjszaka a lábon marad. Ez egy igen jó savtalanitó eljárás. Reggelre megkönnyebbül a láb. Így nappal is pihenhetünk egy pár órát. Többször megfigyelhetö, hogy hónapokon keresztüli rendszeres használatától a seprüerek viszzafejlödnek.

Homeopatiás kezelés

Idestova több mint 200 éves múltra tekint vissza kifejlesztöje, felfedezöje Samuel Hahnemann (1755-1843)
Több mint 5000 homeopatiás szert ismerünk, ezért egy általános receptet nehéz adni.
Gyakorlott terapeuták egy pontos kórelözmény után kiválasztják a legjobban illö szert (Simileprinzip)

A szerek energétikusan hatnak, megpróbálhatjuk azt a szert, amely Önnek érzése szerint a legmegfelelöbbnek tünik.

Itt 10 szert emlitek, amelyiknél a legjobban ráismer az Ön tüneteire, abból a szerböl vegyen be napota 3x5 golyócskát a d12 erösségüböl. Majd ha pár napon belül javulást érez, szedje tovább három hónapon keresztül, ezalatt az idö alatt adjon a visszérnek idöt a visszafejlödésre.

Acidum fluoricum D 12

Akkor gondolunk erre a szerre, ha a visszér melegben okoz problémát, és ha a visszerek inkább a bal oldalon helyezkednek el, és hajlamosak a fekélyképzödésre.

Arsenicum album D 12

A visszerek többnyire az alsó lábszáron vannak, könnyen begyulladnak. Gyorsan fekély és trombozis alakulhat ki. Ezek olyan visszerek, amelyek éjszaka égetö érzést okoznak.

Carbo vegetabilis D12

Többször olykor érezhetö, ha már be van gyulladva, vagy már trombozis alakult ki.

Causticum D12

A visszerek egy hálózatot képeznek, fájdalmat nem, de tipikusan inkább viszketö vagy sebes érzést okoznak.

Hamamelis D12

Azok a visszerek, amiket egyenetlen úton való utazás esetén érzünk, juttatja eszünkbe ezt a szert. A visszerek a felsö és alsó lábszáron találhatóak, nagyon érzékenyek, többször kezdenek el vérezni. Gyulladás is elöfordul. A panaszok többnyire enyhék, mégis, ha az ujjával megnyomja, fájdalmat okozhat. A visszerek kékes szinüek.

Lachesis D12

A visszerek a menses alatt megdagadnak, nagyon érzékenyek érintésre, viszketnek és gyorsan begyulladnak. Ilyenkor egy trombozis alakulhat ki. Néha egy mütét után vagy vérvétel után fejlödnek ki. Akinek a lábfején feltünö visszerek alakulnak ki, gondoljon erre a szerre.

Lycopodium D12

Ezek a visszerek többször fájdalmasak, inkább szúrós, néha nyomás okoznak. Ön inkább egy vékony, izomszegény termet. A panaszok inkább délután 16.00 óra után lépnek fel, estére felerösödnek.

Millefolium D12

Ebben az esetben a gyakori fájdalom a tipikus, legtöbbször a várandósság idején.

Felléphet világos piros színü vérzés a visszérböl.

Pulsatilla D12

A visszerek kékes színüek, a menses idején beduzzadnak, és a várandósság idején megszaporodnak, néha véreznek. A lábfejeken is elterjednek.

Zincum D12

Ebben az esetben legföképpen a combon jelentkeznek a visszerek. Néha összerándulnak az izmok, Ön feszült és nyugtalan belsöleg.

További esetek

Egy 73 éves nyugdijas hölgy keresett fel a visszér
kezelése végett. A combon és az alsó lábszáron
erösen megnagyobbodott visszerek voltak láthatók,
föképpen a jobb lábon. Az ultrahangos vizsgálatnál
feltünt, hogy a vénabillenytü a lágyékban nem jól
zár.
Miután átesett a kezelésen, jelezte a hölgy, hogy
máris könnyebbnek érzi azt. A kezelés után látható
volt, hogy a visszér keményebb és sötétebb lett.
Boldogan hagyta el a kezelöt és nagyon örült, hogy
nem kell szoritó harisnyát hordania. Egy további
kezelés van nála tervbe véve.

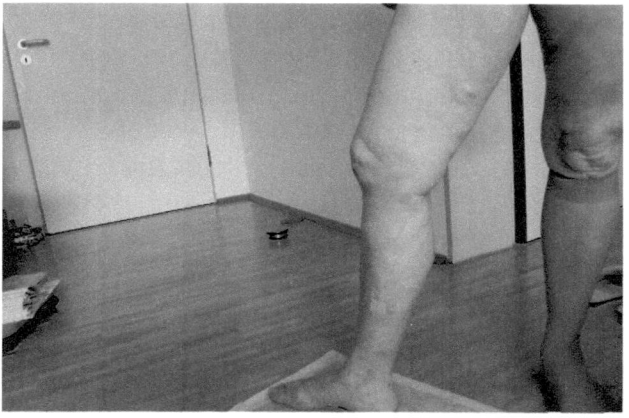

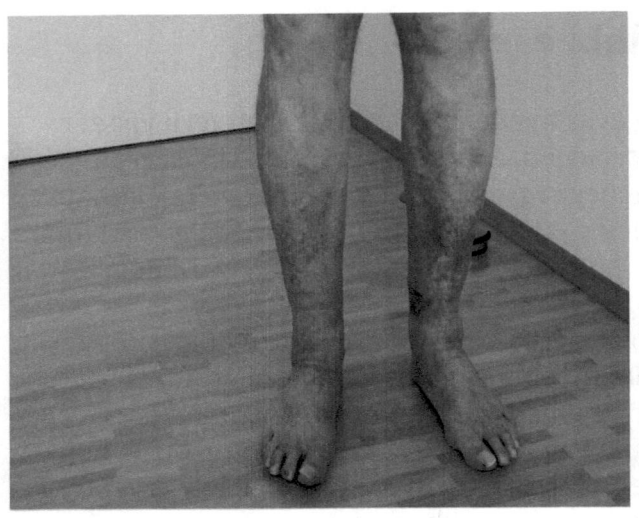

Egy 76 éves féfi, aki egész életében álló munkát végzett gépek mellet, mindkét lábon boka környéki erös elszinezödéssel keresett fel. Nem voltak különben panaszai, majdnem egy ritka jelenség. Itt két kezelésre volt szükség lábanként, és büszkén mesélte, a kezelés óta rászokott a napi erdei gyaloglásra, és ez milyen jót tesz neki, és hogy ilyen idös korára még nem is szed rendszeresen gyógyszereket, nincsen rá szükség.

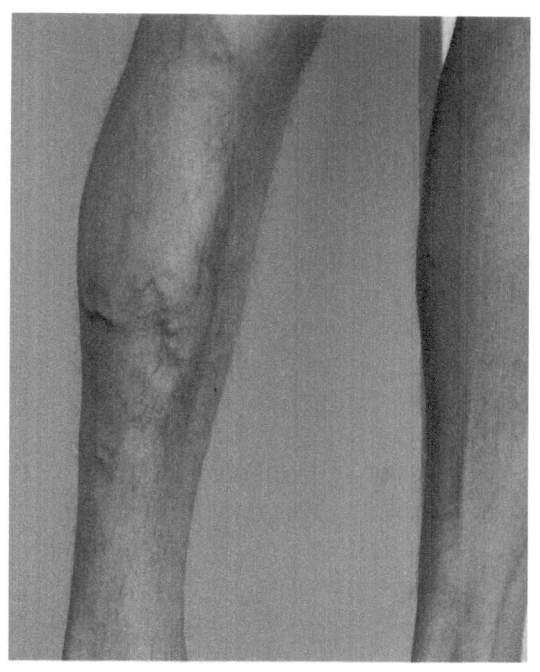

A 49 éves mechanikusnál, aki már több mint 20 éve visszeres, a bal lábon eröteljesen kialakult több ágból összetevödött visszerek láthatók. Tulajdonképpen nem sok panasza volt, inkább kozmetikai szempontból választotta a kezelést. Ö abba a 10 %-os csoportba tartozik, akik sokkal érzékenyebben reagálnak a sóoldatra, több fájdalmat érzett, mint általában a többség, de ca. 2 hét után enyhültek a panaszai. A visszerek rögtön a kezelés után lelapultak. A kép a kezelés elötti helyzetet mutatja.

Utószó

Sokszor elöfordul, hogy ha betegek felkeresnek és elmondom nekik, hogy a sóoldatos visszérkezelés egy egyszerü és csodálatos dolog, akkor gyanakvóan néznek.

Nem is lehet elhinni ezt az elsö szóra, hiszen olyan sok ember szerzett más tapasztalatot egyéb visszérkezelés során.

De ez így van a természetgyógyászatban, hogy aki az alternativ gyógymóddal jó eredményeket ér el, az továbbra is igy munkálkodik, és már nem is tud másféle eljárást erre a terápiára elképzelni. Ellentétben a többi természetgyógyászati ténykedéssel a sóoldatos visszérterápia majdnem 100 százalákos eredménnyel jár. Csak a nagyon óvatos és túlságosan felhígított sóoldat okoz kudarcot, hiszen a visszér akkor nem záródik el.

Ezért is furcsa, hogy mennyire kevés orvos használja ezt a kezelési módot.

Pedig az elönyei kézenfekvöek: a fájdalom csak rövid ideig tart, utána lehet mozogni minden mozgáskorlátozottság nélkül, nem kell szoritó harisnyát viselni. Nincsen semmi hátránya, mellékhatása.

Ez egy olyan mesterség, ami müvészetnek számít, mert a lábat úgyszólván modellírozni tudjuk, ami nem egyszerü. Ezt a célt követem naponta, ez egy szép kihívás a napi munkában.

Könyvek

Bruker, Max Otto und Gutjahr, Ilse: Krampfadern. Lahnstein: EMU 2000

Rieger, Berndt: Venenschwäche. Krampfadern, Hämorriden und Besenreißer. Naturheilkunde und Schulmedizin. München: Herbig 2010.

Rieger, Berndt: Das Heilwissen der Mönche und Kräuterhexen. München: Nymphenburger 2011
Rieger, Berndt: Homöopathie für Einsteiger und Fortgeschrittene. Bamberg 2009

Rieger, Berndt: Psychologische Schüßler-Salz-Therapie. Neckarsulm: Jungjohann 3. Auflage 2007

Rieger, Berndt: Psychosomatische Homöopathie. Stuttgart: Haug 2008

Rieger, Berndt: Naturheilkundliche Physiotherapie. Bad Hersfeld: Neuromedizin-Verlag 2009

Dr. Sundaro Köster, Dr. Berndt Rieger: Krampfadern schonend und natürlich entfernen Kopp Verlag 2012

Kapcsolat és weboldalak

www.sanftekrampfadernentfernung.de

Alap és diplomaszintü képzés

„Visszerek eltávolitása kiméletes és természetes módon sóoldattal egy továbbfejlesztése a Prof Linser által kifejlesztett terápiának"

A képzés célja, hogy a visszereket lehetöleg fekélyképzödés és elszinezödés nélkül, effektiv módon, mint egy mütéti eredménnyel távolítsuk el. A különbség az eredeti módszerhez:

1. Elövizsgálat ultrahang segítségével a visszér elhelyezkedésének és a vérellátás helyzetének végett. Ez az okból történik, hogy ezáltal eldöntsük a kezelés sorrendjét, inzenzitását. Így elkerüljük a láb vérellátásának a problémáját.

2. A sóoldat befecskendezéséhez egy branülét használunk, ezáltal a kezelés kíméletes.

3. Természetes anyagokat használunk, amiáltal a görcs képzödése elkerülhetö

4. Egyedi, személyre szabott kiválsztása a sóoldat erösségének és mennyiségének

5. „eloltása „ „felhígitása" a sóoldat által kiváltott hatásnak, „Lösch-Effekt" ha a visszér idö elött, túl gyorsan feloldódik, ezáltal a gyulladáskészséget és a fekélyképzödés veszélyét csökkentjük.

6. A seprüerek, seprüvénák kezelése

7. A kiújuló visszérkialakulást megelözö kezelési terv elkészitése

Hogyan folyik a képzés?

Az elmélet és a metódus egyszerüen elsajátítható, a könyvben:„Sanfte Krampfadernbehandlung" itt utána lehet olvasni. Ez az elméleti alapja a képzésnek, ami két lépcsöben érhetö el.

Elöször az alapfokozat végezendö: Ez több helyen eltanulható azoktól a terapeutáktól, akik a Zentrum für Traditionelle Europäischen Medizin- ben tanultak.
Itt elméleti és gyakorlati képzés folyik legalább 10 órán keresztül. A költségeket EUR 1500,00 elöre fizeti be a kiképzett terapeutának. Az alapkurzus után fel lesz véve a kezelök névsorába. Vizsga letételére nincsen szükség.
Az alapképzés elvégezhetö Dr. Rieger rendelöjében is, Zentrum für Traditionelle Europäische Medizin Bambergban és Ausztriában a Pelesana-Hausban Wolfsberg / Kärnten tartományban. Itt egy kétnapos továbbképzés formájában zajlik a kiképzés, amin Ön, mint Hospitant gyakorlati kiképzést is kap.
A Diplomképzés nálam - Dr. Rieger- nél folyik, ami legalább 15 napig tart és az a célja, hogy legalább 100 beteg kezelését lássa, és egyedül felügyelet alatt kezeljen és ellenörizzen betegeket. Igy egy eredeti módszert tanul és minden természetgyógyászati módszert megismer a seprüerek kezelésére is.
Ez a kiképzés EUR 2500,00 –ba kerül.
Ezután felkerül terapeutaként a Gesellschaft für Sanfte Krampfaderntherapie listájára.

Jelentkezés a tanfolyamra: zentrumTEM@gmx.de
Cím: Zentrum für Traditionelle Europäische
Medizin, Kapuzinerstraße 21, 96047 Bamberg
Pelesana-Haus, Johann-Offner-Straße 11, 9400
Wolfsberg

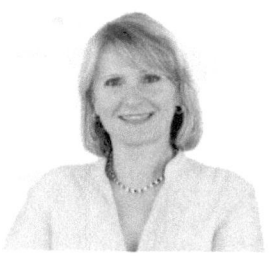

Iró, a könyv alapján Dr. Rieger Berndt Sanfte Krampfadernentfernung

Reisinger Erzsébet 1956 Budapesten született, szülésznö és természetgyógyász
1975 óta szülésznö, tizenegy évig a Budapesti SOTE II. Nöi klinikán dolgozott,
1986 óta él Németországban, tizenegy évig a müncheni Szülésznöképzö iskolában tanitott,
Bochumban és Hischauban/Oberpfalz 8 évig dolgozott mint szabadfoglakozású szülésznö,
2006 óta természetgyógyász.
Müncheni rendelöjében foglalkozik holisztikus egészségfejlesztéssel és betegségek megelőzésével gyermekek és családok számára, szabadfoglakozású szülésznö.
Kiképzett holisztikus pajzsmirigy- és visszérterapeuta.
Integrál homöopatiát, akupunkturát, íriszdiagnosztikát és gyógynövényes kezelést.
Rendelöcím: Mutschellestr. 1, D- 81673
                 München
www.reisinger-naturheilpraxis.de
e-reisinger@gmx.net

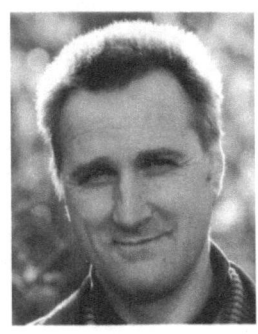

Dr. med. Berndt Rieger 1962- ben Ausztriában, Kärntenben született.
A grázi orvosi egyetem után öt évig Los Angelesben élt. Ezután tizenegy évig dolgozott különbözö kórházakban Ausztriában és Németországban. 2001 – ben tette le a szakorvosi vizsgát mint belgyógyász. 2002 óta mint belgyógyász és természetgyógyász, Bambergben dolgozik.
2005- ben alapitotta a „Zentrum für Traditionelle Europäische Medizin", ami egy továbbképzöintézet orvosoknak és természetgyógyászoknak.
Szerzöje, irója számos egészségügyi tanácsadónak.

Praxisadressen: Kapuzinerstraße 21, D-96047
                  Bamberg
                  Johann-Offner-Straße 11, A-
                  9400 Wolfsberg

További információk: www.berndt-rieger.de

www.ingramcontent.com/pod-product-compliance
Lightning Source LLC
Chambersburg PA
CBHW021416170526
45164CB00002B/669